BEI GRIN MACHT SICH IHR WISSEN BEZAHLT

AF144186

- Wir veröffentlichen Ihre Hausarbeit, Bachelor- und Masterarbeit

- Ihr eigenes eBook und Buch - weltweit in allen wichtigen Shops

- Verdienen Sie an jedem Verkauf

Jetzt bei www.GRIN.com hochladen und kostenlos publizieren

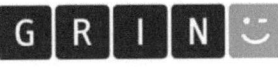

Christoph Fürleger

Hausarztzentrierte Versorgung als Selektivvertragsoption in der vertragsärztlichen Versorgung

Eine gesundheitsökonomische Betrachtung

GRIN Verlag

Bibliografische Information der Deutschen Nationalbibliothek:

Die Deutsche Bibliothek verzeichnet diese Publikation in der Deutschen National-bibliografie; detaillierte bibliografische Daten sind im Internet über http://dnb.d-nb.de/ abrufbar.

Impressum:

Copyright © 2010 GRIN Verlag GmbH
Druck und Bindung: Books on Demand GmbH, Norderstedt Germany
ISBN: 978-3-640-78377-9

Dieses Buch bei GRIN:

http://www.grin.com/de/e-book/163801/hausarztzentrierte-versorgung-als-selektiv-vertragsoption-in-der-vertragsaerztlichen

Universität Bayreuth

Rechts- und Wirtschaftswissenschaftliche Fakultät

Institut für Medizinmanagement und Gesundheitswissenschaften

Seminar zum Thema

„Versorgungssteuerung aus der Perspektive von Krankenkassen"

im WS 2010/2011

**Hausarztzentrierte Versorgung als Selektivvertragsoption in der vertragsärztlichen Versorgung –
Eine gesundheitsökonomische Betrachtung**

Vorgelegt von: Christoph, Fürleger   Abgabedatum: 25.10.2010

Fachsemester: 9
Studiengang: Gesundheitsökonomie
Angestrebter Abschluss: Master
Wissenschaftliche Mitarbeiterin: Claudia Seibold

Inhaltverzeichnis

Abkürzungsverzeichnis:

Abb.	Abbildung
Abs.	Absatz
allg.	allgemein
AOLG	Arbeitsgemeinschaft der Obersten Landesgesundheitsbehörden
Aufl.	Auflage
Bsp.	Beispiel
bspw.	beispielsweise
BR	Bundesrat
BT	Bundestag
bzgl.	bezüglich
ca.	circa
d.h.	das heißt
et al.	et alii
f.	folgende
ff.	fort folgende
gem.	gemäß
ggf.	gegebenenfalls
GMG	Gesundheitsmodernisierungsgesetz
GKV	Gesetzliche Krankenversicherung
GWB	Gesetz gegen Wettbewerbsbeschränkungen
KV	Kassenärztliche Vereinigung
MC	Managed Care

mind.	mindestens
Mio.	Millionen
Mrd.	Milliarden
mWv	mit Wirkung vom
Nr.	Nummer
o.V.	ohne Verfasser
S.	Seite
SGB	Sozialgesetzbuch
sog.	so genannte
Tab.	Tabelle
TFR	Total Fertility Rate
u.	und
u.a.	unter anderem
usw.	und so weiter
Verl.	Verlag
vgl.	vergleiche
z.B.	zum Beispiel

Abbildungsverzeichnis:

1. Einleitung

Die Bevölkerungszahl in Deutschland wird sich in den kommenden 50 Jahren von 82 Mio. auf ca. 65 Mio. Menschen reduzieren.[1] Diese Entwicklung wird durch die seit den 70er Jahren auf einem schwachen Niveau von ca. 1,4 Total Fertility Rate verharrende Geburtenentwicklung hervorgerufen. Dieser Wert liegt deutlich unter dem Ersatzniveau von 2,1 TFR.[2]

Neben der Stagnation der Geburtenzahlen ist gleichzeitig eine deutliche Erhöhung der Lebenserwartung zu verzeichnen. Zu erklären ist diese Entwicklung durch die verbesserte medizinische Versorgung und die gestiegenen hygienischen Standards. Die durchschnittliche Lebenserwartung der 60- jährigen Frauen (Männer) im Jahr 1980 von 80,8 (76,5) Jahren stieg bis ins Jahr 2004 auf 84,5 (80,6). Diese Entwicklung wird sich nach dem mittleren Modell zu den Berechnungen des statistischen Bundesamtes bis ins Jahr 2050 weiter fortsetzen. Im Jahr 2050 werden die 60- jährigen Frauen eine durchschnittliche Lebenserwartung von 88,2, die Männer einen Wert von 83,7 Jahren erreicht haben.[3] Durch die Entwicklungen der Geburtenrate und der Lebenserwartung wird sich der Rentnerquotient nach Prognosen der Bundesregierung bis ins Jahr 2050 drastisch auf 83,5 erhöhen. Im Vergleich zum Jahr 2009 ist dies ein Zuwachs von 53,8 Prozent.

Auch für das Gesundheitswesen bringt diese Entwicklung erhebliche Belastungen mit sich. Der *demographische Wandel* setzt dabei sowohl auf der Einnahmeseite als auch auf der Ausgabenseite an. Da die beitragspflichtigen Einnahmen der Rentner in der GKV deutlich unter denen der Erwerbstätigen liegen, kommt es durch den Anstieg des Rentnerquotienten zu einer Erosion der Einnahmeseite bzw. zu einer Mehrbelastung der Erwerbstätigen.[4] Gleichzeitig verursachen die Alterskohorten über 65 Jahren einen Großteil der anfallenden Kosten. Veranschaulicht wird dies durch Zahlen aus dem Jahr 2006, in welchem 47,1 Prozent der Ausgaben für medizinische Leistungen in Deutschland auf Personen über 64 Jahren entfielen.[5] Aufgrund des demographischen Wandels wird sich dieser Effekt in den nächsten

---

[1] Vgl. Ulrich (2003), S. 1
[2] Das Ersatzniveau gibt an, wie viele Kinder geboren werden müssen, um die Elterngeneration zahlenmäßig zu ersetzen. Vgl. Kistowski (2004), S. 2
[3] Vgl. Statistisches Bundesamt (2006), S. 60
[4] Vgl. Ulrich (2003), S. 6
[5] Vgl. Nöthen, Böhm (2009), S. 15

Jahrzehnten noch weiter verstärken.[6] Eine effiziente Leistungserstellung im Gesundheitswesen ist aufgrund der beschriebenen Finanzierungs- und Ausgabeneffekte unabdingbar. U.a. werden daher Managed Care Instrumente mit dem Ziel einer effizienten Allokation von Mitteln und Ressourcen in der medizinischen Leistungserstellung eingesetzt,[7] Ein potentielles Managed Care Instrument mit dem Ziel einer effizienten und qualitativ hochwertigen Patientenversorgung stellt die hausarztzentrierte Versorgung dar.

Die vorliegende Arbeit beschäftigt sich mit den Auswirkungen der Implementierung eines Gatekeepingmodells im deutschen Gesundheitswesen. Dazu werden zunächst im Kapitel 2 die theoretischen Grundlagen und Ausgestaltungsoptionen des Versorgungmodells näher dargestellt. Im Kapitel 3 wird ein umfassender Überblick über die empirischen Untersuchungen zu den verschiedenen Ergebnisparametern gegeben, die mit der hausarztzentrierten Versorgung einhergehen. Im Kapitel 4 werden die möglichen Effekte der der derzeitigen Ausgestaltung der hausarztzentrierten Versorgung in Deutschland eruiert und diskutiert. Daran schließt eine Bewertung der aktuellen Gesetzeslage und der damit verbundenen Konsequenzen für die Krankenkassen an. Ein Ausblick beendet die Arbeit.

2. Managed Care Programme

Die Implementierung und Weiterentwicklung der Manage Care Instrumente ist entscheidend von den sich verändernden Rahmenbedingungen im Gesundheitswesen geprägt. Diese sind der demographische Wandel, die Ressourcenverknappung, die Veränderung des Krankheits-spektrums, der medizinisch-technische Fortschritt sowie das Ziel der wettbewerblichen Ausrichtung des Gesundheitswesens.[8] Wie in der Einführung schon dargestellt wurde, existieren bisher sehr unterschiedliche Definitionsansätze von MC in der Literatur. Eine sehr umfassende Einordnung findet sich im Gutachten des Sachverständigenrates zur Begutachtung der Entwicklung im Gesundheitswesen aus dem Jahr 2009. „Als Managed Care wird ein Versorgungssystem bezeichnet, das die Leistungserbringung und Finanzierung in

---

[6] Vgl. Ulrich (2000), S. 166. Die quantitativen Ausmaße der Ausgabensteigerungen hängen maßgeblich mit der Veränderung des durchschnittlichen Gesundheitszustandes der älteren Menschen ab. Prognosen werden durch die konkurrierenden Thesen der Medikalisierung vs. Kompression gegeben. Neue empirische Untersuchungen (z.B. Niehaus (2006)) widerlegen die These der monetären Kompression der Gesundheitsausgaben, was die Ausgabenproblematik durch den demographischen Wandel weiter verstärkt.
[7] Schwartz et al. (2002), S. 571
[8] Vgl. Amelung (2007), S. 39 und BT-Drucksache 16/3100, S. 2

unterschiedlichem Ausmaß zusammenfasst. Dabei sieht es ein prospektiv pauschaliertes Finanzierungssystem vor. Managed Care verfolgt die Ziele, Sektoren und Leistungserbringer im Sinne einer regionalen, Outcome-orientierten Gesundheitsversorgung zu integrieren sowie deren Effizienz u. a. durch Zielgruppenorientierung und Prävention sowie Generationenbezug zu verbessern. In der Umsetzung werden selektives Kontrahieren und die Etablierung von Managementstrukturen bei Kostenträgern und Leistungserbringern eingesetzt. Die Arztwahl kann in unterschiedlichem Maße eingeschränkt sein, [...].“[9] Eines der MC Instrumente, welches all diese Zielgrößen vereint, ist die hausarztzentrierte Versorgung.

2.1 Das Modell der hausarztzentrierten Versorgung

Das Modell der hausarztzentrierten Versorgung, auch als Gatekeeping- oder Hausarztmodell bezeichnet, baut auf einem einfachen Grundgedanken auf: Jede ambulante Behandlungsepisode startet mit einem verpflichtenden Besuch bei einem vorab verbindlich gewählten Primär- bzw. Hausarzt.[10] Ausgenommen hiervon sind notfallmedizinische Maßnahmen und andere vorab definierte Leistungen (z.B. Frauenarztkonsultationen).[11]

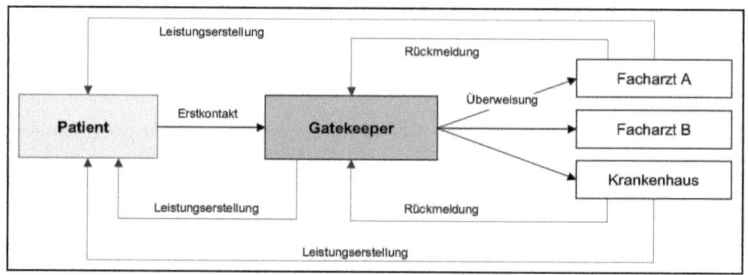

Abbildung 1: Modell der hausarztzentrierten Versorgung;
Quelle: Amelung (2007), S. 169.

Zugang zur Sekundärversorgung, d.h. zu Fachärzten, erhalten die Patienten nur mittels einer Überweisung durch den Hausarzt. Für die Funktion des Gatekeepers werden Allgemeinmediziner, Ärzte ohne Gebietsbezeichnung, praktische Ärzte, hausärztlich tätige Internisten sowie mit Einschränkungen auch Gynäkologen zugelassen.[12]

---

[9] Vgl. Gerlach et al. (2009), S. 435
[10] Vgl. Zentner et al. (2008), S. 5 und Erlinghagen, Pihl (2004), S. 5
[11] Vgl. Amelung (2007), S. 169
[12] Vgl. Baumann, Stock (1996), S. 123

Das Modell der hausarztzentrierten Versorgung stellt insgesamt eine Selektivvertragsoption zwischen Finanzierungsträger und Leistungserbringern dar. Ein Selektivvertrag wird dabei definiert als Vertrag zwischen einzelnen Finanzierungsträgern und einer Teilmenge von Leistungserbringern. In Abgrenzung dazu werden in einem Kollektivvertragssystem Verträge zwischen einer Gesamtheit von Finanzierungsträgern (z.b. in Deutschland die Landesverbände der Krankenkassen) und der Gesamtheit von Leistungserbringern (z.b. in Deutschland mit der Kassenärztlichen Vereinigung) abgeschlossen.[13] Die Teilnahme an Selektivverträgen erfolgt sowohl für Leistungserbringer, als auch für die Versicherten auf freiwilliger Basis. In Deutschland können allerdings nur vertragsärztlich zugelassene Leistungserbringer an der kollektiven und/oder selektiven ärztlichen Versorgung teilnehmen.[14] Die Regelung zur Zulassung für vertragsärztliche Leistungserbringer findet sich in § 95 Abs. 1 SGB V. Bei selektiven Verträgen, z.B. den Hausarztverträgen, sollen Krankenkassen grundsätzlich *eigenständig* Ärzte aus der Gruppe der zugelassenen vertragsärztlichen Leistungserbringer auswählen.[15]

Hinsichtlich der Vergütung gilt es zwei Grundtypen an Hausarztmodellen zu unterscheiden:

a) Das Modell des *einfachen Gatekeepers*: In diesem Fall übernimmt der Hausarzt die reine Koordinationsfunktion zwischen den einzelnen Versorgungsstufen. Der Hausarzt bekommt dabei alle Einzelleistungen vergütet. Dadurch verbleibt das finanzielle Risiko beim Finanzierungsträger (Krankenkasse).[16]

b) Das Modell des *capitated Gatekeepers*: Der Hausarzt erhält dabei je eingeschriebenem Versicherten eine prospektive Vergütung pro Zeiteinheit (z.B. Quartal). Mit dieser Vergütung sind sowohl die durch ihn erbrachten Leistungen, als auch die durch ihn verordneten Leistungen abgegolten. Das finanzielle Risiko geht somit vom Finanzierungsträger auf den Gatekeeper über.[17]

Das finanzielle Risiko ist für den Arzt beim Modell des capitated Gatekeepers auf Grund der meist sehr kleinen Patientenpopulation sehr hoch. Ausreißer bewirken dabei eine große Budget- Impact -Wirkung, weshalb in der Praxis meist nur abgeschwächte Modellvarianten zum Einsatz kommen. Es werden z.B. vorab maximale Finanzierungsvolumen festgelegt, in

---

[13] Vgl. Schiller (2008), S. 22
[14] Vgl. Schiller (2008), S. 23
[15] Vgl. Cassel et al. (2006), S. 44
[16] Vgl. Wasem et al. (2003), S. 10
[17] Vgl. Amelung (2007), S. 171

denen der Gatekeeper die volle Finanzierungsverantwortung zu tragen hat. Übersteigen die Behandlungskosten dieses Volumen, wird die Finanzierung wieder von den Kostenträgern übernommen. In einer weiteren Variante wird das finanzielle Risiko durch eine Beschränkung der Finanzierungsverantwortung reduziert auf die eigenen Behandlungskosten. Der Arzt muss in diesem Fall nicht für die Kosten der folgenden Versorgungsstufen eintreten.[18]

2.2   Ziele der hausarztzentrierten Versorgung

Mit einer möglichen Implementierung von Hausarztmodellen ist eine große Anzahl an Zielen verbunden. Hauptziel ist eine bessere Koordination der medizinischen Versorgung zwischen der primären und sekundären Versorgungsstufe. Der Hausarzt als Gatekeeper tritt im System der hausarztzentrierten Versorgung als Lotse auf. Dabei führt er den Patienten durch das komplexe System der medizinischen Versorgung.[19] Der Mediziner wird zu dieser Aufgabe durch sein dem Patienten überlegenes medizinisches Fachwissen und die Detailkenntnisse über den Patienten befähigt. Die patientenspezifischen Kenntnisse erlangt der Hausarzt infolge der kontinuierlichen Behandlungshistorie. Diese wird durch das Gatekeepingmodell forciert.[20] Durch diese Detailkenntnisse kann des Weiteren die Qualität der Behandlung erhöht werden.[21] Auch bei einer Überweisung in die fachärztliche Sekundärversorgung werden alle Informationen beim Hausarzt gesammelt, wodurch die gesamte Versorgung transparenter wird. Dies führt im Sinne des Gatekeepingmodell zu einer Kostenreduktion, da Doppeluntersuchungen und überflüssige Untersuchungen so vermieden werden können.[22] Insgesamt sollen Wirtschaftlichkeitsreserven in der Primärversorgung durch eine zeitnahe und wohnortnahe Versorgung des Patienten, durch die zielgerichtete Weiterleitung zu Spezialisten, durch die Reduzierung redundanter Behandlungen und durch die zielgerichtete Verordnung von Arzneimitteln (hinsichtlich Interaktionen und damit einhergehenden Nebenwirkungen) über die gesamte Behandlungskette hinweg realisiert werden.[23] In der Gesundheitsversorgung soll somit ein Großteil der Leistungserstellung durch den Hausarzt

---

[18] Vgl. Mühlbacher, Krauth (2009), S. 150
[19] Vgl. Gerlach et al. (2009), S. 421
[20] Vgl. Erlinghagen, Pihl (2004), S. 6 und Reid et al. (2002)
[21] Vgl. Amelung (2007), S. 44 und Schulteis (2007), S. 66
[22] Vgl. BMG (2006) und Zentner et al. (2008), S. 1
[23] Vgl. Hamm et al. (1984), Gerlach et al. (2009), S. 400 und BMG (2006)

erfolgen, wodurch teilweise auf die kostenintensive fachärztliche [24] und/oder stationäre Versorgung verzichtet werden kann.[25]

Aufgrund der finanziellen Risikoteilung zwischen Finanzierungsträger und Gatekeeper stehen die aufgezeigten Ziele in keinem Widerspruch zu den individuellen Zielfunktionen der Hausärzte. Der Grad der Übereinstimmung geht aus den in Kapitel 2.1 beschriebenen Vergütungsmodellen hervor.

3. Empirische Untersuchungen

Durch die hohe Komplexität der gesamten medizinischen Leistungserstellung im Gesundheitswesen erweist sich eine abschließende Bewertung von implementierten oder potentiellen Managed Care Maßnahmen als schwierig. In den letzten Jahren versuchten sich viele Studien mit einer umfassenden Analyse der Auswirkungen, die mit der Einführung eines Gatekeepingmodells einhergehen. Aggregiert wurden diese Ergebnisse durch zahlreiche Metaanalysen. In dieser Arbeit sollen die parameterspezifischen Ergebnisse der Reviews von Zentner et al. (2008), sowie Haller et al. (2009) aufgegriffen werden. Außerdem fließen die wissenschaftlichen Studien, die den genannten systematischen Reviews zu Grunde liegen, mit ein. Dabei werden nur die Arbeiten einbezogen, deren Ergebnisse auf das Grundmodell des Gatekeepingmodells übertragbar sind.

Die Ausführungen von Zentner et al. und Haller et al. wurden für diese Arbeit ausgewählt, da sie sich durch eine transparente und objektive Auswahl potentieller Studien auszeichnen. Zentner et al. orientierten sich dabei an den *Effective Practice and Organisation of Care der Cochrane Collaboration.*[26] Neben den methodischen Vorgaben der *Cochrane Collaboration* wurden auch die Empfehlungen der der *US Task Force on Community Preventive Services* bei der Bewertung die Studien einbezogen.[27] Aufgrund der sehr umfangreichen

---

[24] Vgl. Wasem et al. (2003), S. 14
[25] Vgl. Zentner et al. (2008), S. 1
[26] Vgl. Zentner et al. (2008), S. 9 ff. Die Cochrane Collaboration befasst sich mit der systematischen Bewertung der externen Evidenz. Sie ist ein internationales Netzwerk mit über 11.500 Mitgliedern, das nach einheitlichen methodischen Vorgaben systematische Reviews zur Bewertung von Interventionen im Gesundheitswesen erstellt. Aufgrund der hohen Qualitätsstandards erlangten die Reviews der Cochrane Collaboration höchstes Ansehen in der int. Literatur (Vgl. Kreis (2006), S. 5).
[27] Die Bewertungsprozess der Cochrane Collaboration bzw. der US Task Force on Community Preventive Services ist beschrieben bei EPOC (2010) und Carande-Kulis et al. (2000).

Literaturrecherche (über 5.000 Studien wurden durch beide Arbeiten gesichtet und bewertet) in Verbindung mit einem systematischen, transparenten und qualitativ hochwertigen Evaluationsprozess kann der Anspruch auf eine unverzerrte Ergebnisdarstellung durch die aufgegriffenen Studien gewährleistet werden.

3.1 Ergebnisparameter der hausärztlichen Versorgung

Die Leistungserstellung im Gesundheitswesen stellt sich als äußerst komplex dar. Aus diesem Grund erfolgt die Auswertung der empirischen Daten, die zur Bewertung von Hausarztmodellen erhoben wurden, sehr differenziert. Als Bewertungskriterien werden folgende Punkte in Anlehnung an Zentner et al. (2008) und Haller et al. (2009) herangezogen:

- Wie verändert sich die klinische Qualität der Behandlung durch die Einführung der hausarztzentrierten Versorgung?
- Wie entwickelt sich die Patientenzufriedenheit mit Einführung der hausarztzentrierten Versorgung?
- Wird mit der Implementierung eines Gatekeepers die Prozessqualität verbessert?
- Kommt es zu einer qualitativen Verbesserung der Arzneimittelverordnungen?
- Ändert sich das Anspruchsverhalten der Patienten bzgl. fachärztlicher Behandlungen durch die Implementierung von Hausarztmodellen
- Kommt es zu einer Verbesserung der medizinischen Diagnosequalität?
- Zu welcher ökonomischen Bewertung gelangen die einzelnen Studien?
- Zu welchem Gesamtergebnis kommen die einzelnen Arbeiten?

3.2 Empirische Ergebnisse

3.2.1 Klinische Qualität der Behandlung

In den Studien von Holdsworth (2007), Swetter (2007), Rask (1999) und Paone (1995) wurde der Einfluss der Implementierung der hausarztzentrierten Versorgung auf die klinischen Ergebnisparameter überprüft. Die Studien von Rask und Paone befassten sich mit der klinischen Parameterveränderung bei koronarer Herzerkrankung, die Studie von Swetter mit den Parametern bei Vorliegen eines kutanen Melanoms. Holdsworth fokussierte hingegen Krankheiten, die eine physiotherapeutische Behandlung mit sich brachten. Keine der 24 einbezogenen Studien bewertete die Gesamtveränderung der Gesundheitsparameter bzw. die

Veränderung der Gesamtmortalität.[28] Generell ist die Quantifizierung des Erfolgs von Behandlungen bzw. Versorgungsformen mit Hilfe von klinischen Parametern schwierig zu bewerkstelligen. Durch das komplexe Ursache-Wirkungs-Gefüge bei der Entstehung von Krankheiten kann der Einfluss von einzelnen Faktoren kaum bestimmt werden.[29] Aus diesem Grund muss eine kritische Bewertung der Veränderung der medizinischen Parameter auch immer mögliche Confounder einbeziehen, um eine hohe Validität der Ergebnisse zu erzielen. Diesen Anspruch kann leider keine der genannten Studien erfüllen, weshalb die Ergebnisse kritisch zu hinterfragen sind. Trotz der beschriebenen methodischen Einschränkungen kann eine Ergebnistendenz aufgezeigt werden.[30] Zur Bewertung der Leistungserstellung durch das Gatekeepingsystem verglichen alle Studien den medizinischen Outcome zwischen den Patienten mit freiem Zugang zur ambulanten Versorgung durch Fachärzte mit denen von Patienten im Gatekeepingsystem.

Alle Studien kamen bei den betrachteten Ergebnisparametern zu dem Schluss, dass zwischen beiden Versorgungsvarianten keine signifikanten Unterschiede bzgl. des medizinischen Outcomes zu beobachten sind.

3.2.2 Patientenzufriedenheit

Als wesentliche Eigenschaft der hausarztzentrierten Versorgung gilt die dauerhafte und enge Patienten-Hausarzt-Beziehung.[31] Die Qualität der Arzt-Patienten-Beziehung und die Patientenzufriedenheit mit dem Versorgungssystem sind dabei eng verknüpft mit der Qualität der Versorgung.[32] Die tatsächlichen Auswirkungen des Gatekeepingmodells auf die Patientenzufriedenheit wurden in den Studien von Schillinger (2000), Meyer (1996), Perneger (1996) und Martin (1989) untersucht. In den Studien von Schillinger und Meyer konnten dabei keine signifikanten Unterschiede zwischen dem System des freien Zugangs und dem des Gatekeepingmodells festgestellt werden. Zu anderen Ergebnissen kommen die

---

[28] Vgl. Zentner et al. (2008), S. 50
[29] Vgl. Phillips, Goodman (2004)
[30] Vgl. Holdsworth (2007), S. 21 ff., Swetter (2007), S.33 ff., Rask (1999), S. 1277 ff. und Paone (1995)
[31] Vgl. Wonca (2002), S. 4
[32] Vgl. Haller et al. (2009), S. 15

Untersuchungen von Perneger (1996) und Martin (1989): In diesen beiden Studien sank die Zufriedenheit in der Gruppe der Gatekeeping-Patienten.[33]

Fasst man die 4 Studienergebnisse zusammen, so zeigt sich eine negative Tendenz hinsichtlich der Entwicklung der Patientenzufriedenheit nach Einführung der hausarztzentrierten Versorgung. Erklärt werden kann dies durch die Einschränkung der freien Arztwahl, welche bei den Versicherten eine hohe Wertschätzung genießt.[34] Allerdings muss auch hier wieder auf die methodischen Schwächen der Papiere hingewiesen werden, wie z.b. die mangelhafte Berücksichtigung von möglichen Confoundern.[35]

3.2.3 Prozessqualität/Koordinierung

Das zentrale Element bei der Einführung der hausarztzentrierten Versorgung kommt dem Hausarzt als Lotsen und Mediator zwischen den verschiedenen Leistungserbringern und den verschiedenen Versorgungsebenen zu.[36] Hinsichtlich der Betrachtung des Gatekeepingsystems geht die Koordination der Patienten eng einher mit der Prozessqualität[37] der Behandlung.[38] Die Prozessqualität wurde in den Studien von Swetter (2007), Schillinger (2000), Rask (1999) und Paone (1995) untersucht. Die Ergebnisse stellten sich dabei sehr heterogen dar: Die Arbeiten von Paone und Schillinger konnten keine Unterschiede zwischen der hausarztzentrierten Versorgung und einer Versorgung mit freiem Zugang nachweisen.[39] Rask zeigte in seiner Arbeit auf, dass im Gatekeepingsystem die Zeit zwischen der Überweisung zum Facharzt und den folgenden medizinischen Maßnahmen gegenüber der Vergleichsgruppe signifikant niedriger war.[40] Dies wurde als Zeichen einer verbesserten Koordinierung gewertet. Auch bei Swetter wurde ein signifikanter Unterschied hinsichtlich der Zeit zwischen der ersten Vorstellung beim Arzt und der endgültigen Diagnose zu Gunsten

---

[33] Vgl. Perneger (1996), S. 390 ff. und Martin et al. (1989), S. 1630 ff.
[34] Vgl. Wasem et al. (2003), S. 5
[35] Vgl. Zentner et al. (2008), S. 56
[36] Vgl. Lakhani et al. (2007), S. 11
[37] Unter Prozessqualität ist die Einhaltung von Standards bei der Behandlung einer Krankheit (z.B. der Prozess der Diagnosefindung) zu verstehen.
[38] Vgl. Zentner et al. (2008), S. 63
[39] Vgl. Paone (1995) und Schillinger et al. (2000), S. 332 ff.
[40] Vgl. Rask et al. (1999), S. 1275

der hausarztzentrierten Versorgung gezeigt.[41] Allerdings wirkte sich dieser Zeiteffekt nicht positiv auf die betrachtete Tumorgröße aus im Sinne eines Behandlungserfolgs.

3.2.4 Ärztliche Kontaktzahlen und Kontinuität der Behandlung

Wie in Kapitel 2.2 beschrieben wurde, besteht eines der Hauptziele des Gatekeepingsystems in der Vermeidung unnützer Doppeluntersuchungen.[42] In 17 der 24 von Zentner et al. (2008) einbezogenen Studien wird die Inanspruchnahme der ambulanten Versorgung untersucht: Während in sieben Studien sich eine signifikante Reduzierung der ambulanten Inanspruchnahme von Fachärzten aufzeigte, kommen Forrest (1999) und Holdsworth (2007) zu einem gegenteiligen Ergebnis.[43] Der Rest der Studien kommt zu dem Schluss, dass keine Veränderung der fachärztlichen Inanspruchnahme zu verzeichnen ist.

Für die Inanspruchnahme von Hausärzten ergibt sich ein uneinheitliches Bild. Insgesamt vier Studien kommen zu dem Schluss, dass in einem Gatekeepingsystem die Kontaktzahl zwischen Patient und Hausarzt signifikant höher ist.[44] Die Studien von Schwenkglenks (2006), Linden (2003), Ferris (2001) Schillinger (2000), und Etter (1997), zeigen allerdings keinerlei Veränderungen hinsichtlich der Arztbesuche zwischen beiden Gruppen auf. Zu einem gegenteiligen Ergebnis kommt Linden (2003). Er verglich die berufsgruppenspezifischen Arztkontakte in den Niederlanden mit solchen in Deutschland. Die Patienten in Deutschland weisen dabei im Vergleich zu den Niederlanden signifikant höhere Kontaktzahlen zu verschiedenen Ärzten auf.[45] Diesen gravierenden Unterschied interpretieren die Autoren als Zeichen einer verbesserten Koordination und Kontinuität durch das System der hausarztzentrierten Versorgung in den Niederlanden.

Die Auswirkungen des Gatekeepingmodells auf die Kontinuität der Versorgung [46] wurde in der Arbeit von Reid et al. (2002) und Starfield et al. (2004) untersucht. Beide Arbeiten

---

[41] Vgl. Swetter (2007), S. 31
[42] Vgl. Wasem et al. (2003), S. 27
[43] Vgl. Holdsworth (2007), S. 20 ff. und Forrest (1999), S. 31 ff.
[44] Vgl. Zentner et al. (2008), S. 72
[45] Vgl. Linden et al. (2003), S. 693. ff.
[46] Neben der isolierten Versorgungskontinuität werden die Aspekte der Informations-, Management- und Beziehungskontinuität in die Bewertung mit einbezogen. (Vgl. Haller et al. (2009), S. 13 ff.)

schreiben der hausarztzentrierten Versorgung eine verbesserte Kontinuität und eine damit einhergehende Qualitätsverbesserung der Versorgung zu.[47]

3.2.5 Arzneimittelverordnungen

In den Studien von Meyer (1996), Holdsworth (2007), Linden (2003), Etter (1998) und Anderson (1996) wurde des Weiteren der Einfluss des Gatekeepingmodells auf die Arzneimittelausgaben untersucht. Dabei kamen die Studien von Meyer, Etter und Anderson zu dem Schluss, dass die hausarztzentrierte Versorgung niedrigere Arzneimittelausgaben mit sich bringt. Allerdings waren die Ergebnisse nicht statistisch signifikant bzw. es wurden keine Signifikanzen ermittelt, wodurch keine sicheren Aussagen getroffen werden können.[48] Die Studien von Holdsworth und Linden zeigen zudem ein widersprüchliches Bild auf. Während die Studie von Holdsworth einen Arzneimittelausgaben steigernden Effekt aufzeigt, kommt Linden zum einem gegenteiligen Ergebnis.[49] Allerdings wurde in keiner der fünf Studien eine ausreichende Adjustierung von anderen Faktoren wie Morbidität, soziodemographische Faktoren usw. unternommen. Dadurch wird die Aussagekraft der Ergebnisse abgeschwächt.

3.2.6 Doppeluntersuchungen

In den Studien von Meyer (1996), Holdsworth (2007), Anderson (1996), und Rask (1999) wurde der Gebrauch von diagnostischen Verfahren, z.B. bildgebenden oder labormedizinischen Verfahren untersucht. Die Autoren gehen davon aus, dass eine Reduzierung der Nutzung von diagnostischen Verfahren mit einer Verringerung von Doppeluntersuchungen einhergeht.[50] Die Ergebnisse zeigten allerdings auch in diesem Punkt kein einheitliches Bild. Aus den Studien von Meyer und Rask ergab sich eine Reduzierung der Inanspruchnahme von diagnostischen Verfahren. Allerdings waren diese nur gering und statistisch nicht signifikant. Auch die anderen Studien konnten keine eindeutigen Ergebnisse ermitteln, da in allen Fällen eine angemessene Adjustierung an externen Faktoren nicht erfolgte. Ein isolierter Effekt der hausarztzentrierten Versorgung ist somit nicht zu erkennen.

---

[47] Vgl. Starfield, Shi (2004), S. 1495 ff. und Reid et al. (2002), S. 24
[48] Vgl. Zentner et al. (2008), S. 79
[49] Vgl. Linden et al. (2003), S. 693
[50] Vgl. Rask (1999), S. 1278

3.2.7 Ökonomische Bewertung

Die Auswirkungen auf die ökonomischen Parameter wurden bei Zehnter et al. (2008) in 12 von 24 Studien untersucht. Bei Haller et al. (2009) wurde dieses Thema in neun verschiedenen Reviews aufgegriffen. Mit Ausnahme der Studie von Holdsworth (2007) zeigt sich hierbei ein einheitliches Bild. Die gesamten Ausgaben für die ärztliche Leistungserstellung waren signifikant niedriger. Dies wird mit dem Rückgang der Ausgaben für die spezialisierte fachärztliche Versorgung begründet. Über alle Studien hinweg schwankten die potentiellen Einsparungen zwischen 5 – 65 Prozent Gesamtgesundheitsausgaben pro Kopf.[51] Ein weltweiter Vergleich von Starfield et al. (2005) belegt, dass in Ländern mit einer hausarztzentrierten Versorgung die Gesundheitsausgaben niedriger sind.

3.2.8 Gesamtbewertung

Aus der Abbildung 2 wird ersichtlich, dass sich eine einheitliche Gesamtbewertung der hausarztzentrierten Versorgung als schwierig darstellt.

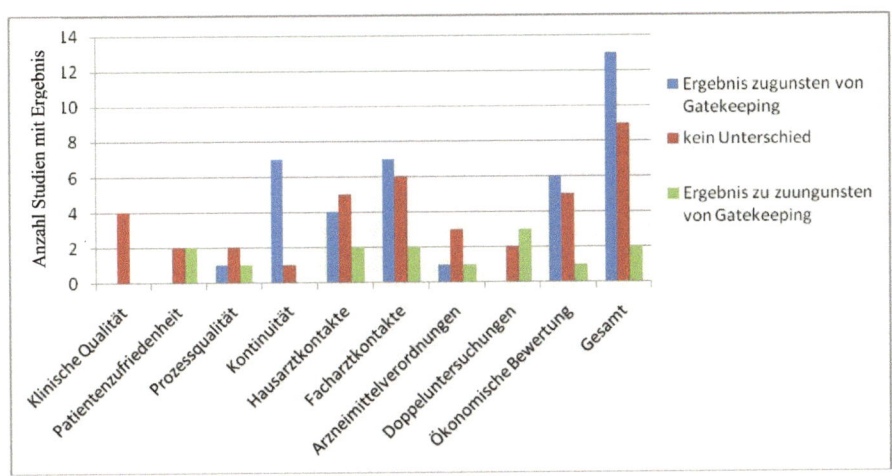

Abbildung 2: Verteilung der Ergebnisse nach den unters. Parametern;
Quelle: In Anlehnung an Zentner et al. (2008), S. 46.

---

[51] Vgl. Zentner et al. (2008), S. 86

Die einzelnen Ergebnisparameter divergieren dabei so stark, dass eine Aggregation zu einer Gesamtbewertung als nicht zielführend erscheint. Noch dazu würden dabei die parameterspezifischen Unterschiede verwischt werden. Tendenziell kann von einer positiven Ergebniswirkung durch das Modell der hausarztzentrierten Versorgung ausgegangen werden. Diese Aussage bezieht sich allerdings nur auf Gatekeepingsysteme in denen keine falschen Anreize auf Seiten der Leistungserbringer und der Patienten gesetzt werden. Eine weiterführende Diskussion der Ergebnisse findet sich im Kapitel 4.3. Darin werden die ermittelten Ergebnisse unter Berücksichtigung des deutschen Modells der hausarztzentrierten Versorgung bewertet.

4. Hausarztzentrierte Versorgung in Deutschland

4.1 Einführung der hausarztzentrierten Versorgung

Mit dem Koalitionsvertrag im Oktober 2002 wurde der Anspruch der Regierung, die Implementierung von Managed Care Elementen in die Leistungserstellung der gesetzlichen Krankenversicherung zu intensivieren, noch einmal unterstrichen. Auf Seite 54 des Koalitionsvertrag heißt es: „Wir werden entsprechende konfliktauflösende Mechanismen wie z. B. effektivere Schiedsstellen installieren, um die Interessen der Versicherten und der Patienten zu wahren. Die Anbieter von Gesundheitsdienstleistungen und die Krankenkassen werden in die Lage versetzt, neben den notwendigen kollektiven Verträgen Einzelverträge mit festgelegten Qualitätsniveaus abzuschließen."[52]

Bis zum Jahr 2004 wurde das Modell der hausarztzentrierten Versorgung durch den § 65a SGB V geregelt. Dieser gestattete den Krankenkassen, ihren Versicherten Vergünstigungen zu gewähren, wenn diese vertragsärztliche Leistungen außerhalb der hausärztlichen Versorgung nur nach einer Überweisung durch einen von ihnen gewählten Hausarzt in Anspruch nehmen.[53] Im Jahr 2004 wurde das Gatekeepingmodell durch den § 73b SGB V neu geregelt. Der Paragraph 73b SGB V wurde am 01.01.2004 durch Artikel 1 Nr. 1 des GMG vom 14.11.2003 installiert. Die Krankenkassen hatten nach § 73b SGB V Abs. 1 (Fassung 2004) die Pflicht, ihren Versicherten hausarztzentrierte Versorgungen anzubieten. In dieser Zeit durften die in das Programm eingeschriebenen Versicherten ambulante fachärztliche

---

[52] Vgl. SPD, Bündnis 90 die Grünen (2002), S. 54
[53] Vgl. Wasem et al. (2003), S. 8 und § 65a eingeführt mWv 1.1.2000 durch Gesetz vom 22.12.1999

Leistungen nur mit einer Überweisung durch einen zuvor bestimmten Hausarzt in Anspruch nehmen. Ausgenommen hiervon waren Leistungen der Augenärzte, sowie der Frauenärzte.[54] Ein Wechsel des Hausarztes konnte in diesem Zeitraum nur aus wichtigen Gründen erfolgen.[55] Das Gesetz sah des Weiteren vor, dass für die teilnehmenden Versicherten Zuzahlungen oder Beitragssätze der GKV reduziert werden können.[56] Die genaue Höhe wurde in den Satzungen der einzelnen Versicherungen festgelegt.

Mit der Novellierung des Gesetzes zum 01.04.2007 wurde die Verpflichtung der Krankenkassen, ihren Versicherten eine hausarztzentrierte Versicherung anzubieten, noch einmal verschärft.[57] Im Absatz 2 wurden außerdem besondere Anforderungen an die Versorgung der Patienten im Gatekeepingmodell präzisiert. Diese verpflichten die beteiligten Leistungserbringer zur Einrichtung von Qualitätszirkeln und Qualitätsmanagementmaß-nahmen, sowie zum Einsatz von evidenzbasierten Leitlinien bei der Behandlung der Patienten sowie zur Erfüllung der Fortbildungspflicht nach § 95d SGB V.[58] Mit diesen Maßnahmen sollte eine hohe Versorgungsqualität gewährleistet werden.[59]

Die Vergütung der Hausärzte kann von den Krankenkassen und Ärztevereinigungen individuell ausgehandelt werden. Die Abrechnung orientiert sich dabei an Pauschalen und weniger an Einzelleistungsvergütungen. Als Vergütungselemente kommen folgende Instrumente zum Einsatz:

- Kontaktunabhängige und/oder kontaktabhängige Pauschalen pro Quartal oder Jahr
- Zuschlag bei der Behandlung von chronischen Erkrankungen
- Ergebnisorientierte Zusatzvergütungen
- Vorhaltezuschläge (Vorhaltung von medizinischen Geräten)
- Einzelleistungsvergütungen für spezielle Leistungen[60]

Diese sich von der Regelversorgung unterscheidenden Vergütungselemente werden durch § 87 Abs. 2b SGB V und § 53 Abs. 3 SGB V geregelt.[61]

---

[54] BR-Drucksache 755/06 (Beschluss), S. 27
[55] Vgl. § 73b Abs. 3 SGB V
[56] Vgl. Wasem et al. (2003), S. 5.
[57] Vgl. §73b SBG V (Fassung 2007) Abs. 1 und Böcken (2008), S. 106
[58] Vgl. BT-Drucksache 16/3100, S. 14 und 111
[59] Vgl. Schulteis (2007), S. 226 und BT-Drucksache 16/7662, S. 2
[60] Vgl. fst (2008), S. 4
[61] Vgl. Wahl (2008), S. 471

4.2   Der Status quo der hausarztzentrierten Versorgung in Deutschland

Die letzte Novellierung des § 73b SGB V wurde zum 01.01.2009 umgesetzt. In der Novellierung wurde der Abs. 4 dieses Paragraphen komplett überarbeitet. Die Gesetzesnovelle sieht vor, dass alle Krankenkassen bis zum 30. Juni 2009 verpflichtet werden, Verträge mit den Gemeinschaften von Leistungserbringern über die hausarztzentrierte Versorgung zu schließen. Diese Gemeinschaften müssen des Weiteren mindestens 50 Prozent der Allgemeinärzte der Mitglieder der kassenärztlichen Vereinigung des Bezirks umfassen, die an der hausärztlichen Versorgung teilnehmen. Dies soll die Zugangsmöglichkeiten zu einer hausarztzentrierten Versorgung für alle Versicherten garantieren.[63] Sollten sich die Vertragsparteien nicht einigen, so kann nach § 73b Abs. 4 Satz 2 SGB V ein Schiedsverfahren eingesetzt werden. Durch die Implementierung der hausarztzentrierten Versorgung geht der Sicherstellungsauftrag der kassenärztlichen Vereinigungen auf die Krankenkassen über. Die damit verbundene immanente Pflicht von Notdiensten muss genau im Umfang der hausarztzentrierten Versorgung[64] von den Krankenkassen gewährleistet werden. Allerdings können die Krankenkassen nach § 73b Abs. 4 Satz 7 SGB V diesen Notdienst gegen einen Aufwendungssatz, der pauschalisiert werden kann, durch die Kassenärztlichen Vereinigungen sicherstellen lassen.

Die Finanzierung der hausarztzentrierten Versorgung wird durch den Abs. 7 und 8 des § 73b SGB V geregelt. Die Gesamtvergütung der ambulanten Versorgung zwischen KV und den Krankenkassen muss infolgedessen um die Aufwendungen der hausarztzentrierten Versorgungen reduziert werden. Ab dem 1. Januar 2009 ist der Behandlungsbedarf nach § 87a Abs. 3 Satz 2 entsprechend der Zahl und der Morbiditätsstruktur der an der hausarztzentrierten Versorgung teilnehmenden Versicherten sowie dem in den Verträgen nach Absatz 4 vereinbarten Inhalt der hausarztzentrierten Versorgung zu bereinigen.[65]

Die an der hausarztzentrierten Versorgung teilnehmende Anzahl von Versicherten und die daraus resultierende Bedeutung für die ambulante Versorgung sind aufgrund der spärlichen Datenlage schwierig zu bewerten. Die letzte detaillierte Erfassung stammt aus dem Dezember des Jahres 2007. Zu diesem Zeitpunkt waren ca. 5,9 Millionen Versicherte der gesetzlichen

---

[63] Vgl. Reiter (2010), S. 6 ff.
[64] Als Umfang wird der prozentuale Anteil der an der hausarztzentrierten Versorgung teilnehmenden Versicherten bezeichnet.
[65] Vgl. Abs. 7 und 8 § 73b SGB V

Krankenversicherung in Hausarztmodelle eingeschrieben.[66] Dies entspricht einem Anteil von 8,38 Prozent der gesamten Versicherten in der GKV zu diesem Zeitpunkt.[67] Die Entwicklung der Teilnehmerzahlen in den letzten Jahren ist schwierig zu bewerten, da keine spezifischen Daten erhoben werden. Seit dem 01.01.2009 werden allerdings in den KM 1 Statistiken des BMG die Teilnehmerzahlen an Wahltarifen nach § 53 Abs.3 SGB V erfasst. Allerdings werden in diesem Schlüssel nicht nur Versicherte erfasst, die an der hausarztzentrierten Versorgung teilnehmen. Es werden nämlich außerdem Versicherte einbezogen, die an besonderen Versorgungsformen nach § 63, § 73b, § 73c, § 137f oder § 140a SGB V teilnehmen. Unter der Annahme einer konstanten Verteilung zwischen den einzelnen Wahltarifen kann ein kontinuierliches Teilnehmerwachstum auf niedrigem Niveau ausgewiesen werden.

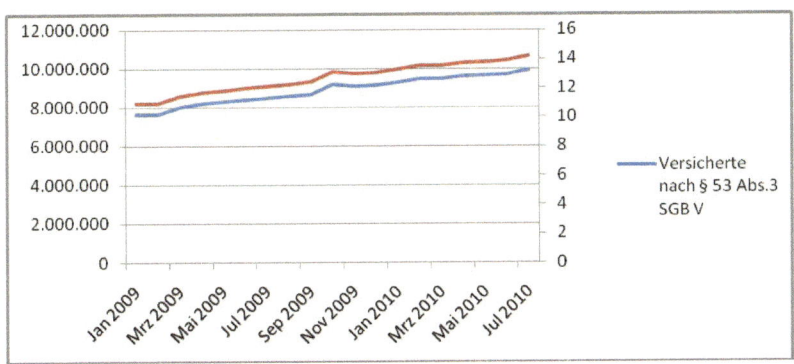

Abbildung 3: Entwicklung der Mitgliederzahlen in den Programmen nach § 53 Abs. 3 SGB V; Daten: KM1 Statistiken 2009-2010.

4.3   Bewertung der hausarztzentrierten Versorgung in Deutschland

In Kapitel 2.2 wurden die Ziele vorgestellt, die mit der Implementierung hausarztzentrierten Versorgung verbunden sind. Wie die Auswertung der den systematischen Reviews von Zentner et al. (2008) und Haller et al. (2009) zu Grunde liegenden Studien zeigen konnte, kann eine eindeutige Bewertung des Grundmodells der hausarztzentrierten Versorgung nicht erfolgen. Eine abschließende Gesamtbewertung des Gatekeepingmodells mit Ja oder Nein wird der Komplexität der Thematik nicht gerecht und muss daher differenzierter erfolgen.

---

[66] Vgl. Deutscher Bundestag (2008)
[67] Im Dezember 2007 waren nach der KM1 Statistik des BMG 70.403.186 Bürger in der GKV versichert.

Zunächst muss eine Diskussion über die Priorisierung der verschiedenen Ziele und Konsequenzen einer hausarztzentrierten Versorgung im Gesundheitswesen erfolgen. Ein Positionspapier der Arbeitsgemeinschaft der Obersten Landesgesundheitsbehörden aus dem Jahr 2008 stellt in Bezug auf die Ziele der hausarztzentrierten Versorgung fest, dass die Verbesserung der Kontinuität in der hausärztlichen Versorgung und die damit einhergehende Qualitätsverbesserung nach Ansicht der Behörden das primäre Ziel des Versorgungsmodells darstellt.[68] Nach den Ergebnissen in Kapitel 3.2.4 kann dieses Ziel mit dem Grundmodell der hausarztzentrierten Versorgung erreicht werden. In der Diskussion über die Bewertung werden aber sehr oft ökonomische Ziele und die qualitative Verbesserung der Gesundheitsversorgung in den Vordergrund gestellt. Wie aus den Ergebnissen des Kapitels 3.2 und der Abbildung 2 ersichtlich ist, kann eine Verbesserung des Gesundheitsoutcomes durch die hausarztzentrierte Versorgung nicht zweifelsfrei belegt werden. Die Bewertung der finanziellen Auswirkungen zeigt dagegen eine Tendenz in Richtung einer Senkung der Gesundheitsausgaben durch Gatekeeping. Diese Einschätzung wird auch durch den internationalen Vergleich der Gesundheitsausgaben in Systemen mit und ohne Gatekeeper bekräftigt.[69] Eine abschließende Gesamtbewertung hängt maßgeblich von der Priorisierung der Ziele ab und kann dementsprechend nur sehr differenziert erfolgen.

Im Folgenden sollen nun die spezifischen Regelungen der hausarztzentrierten Versorgung in Deutschland einer kritischen Analyse und Bewertung unterzogen werden. Mit der Neufassung des § 73b SGB V werden die Krankenkassen verpflichtet, Hausarztverträge mit Gemeinschaften von Hausärzten zu schließen. Diese Gemeinschaften müssen dabei 50 Prozent der Hausärzte in ihrem Gebiet auf sich vereinen.[70] Grundsätzlich ist zu hinterfragen, mit welcher Intention selektivvertragliche Managed Care Instrumente von Krankenkassen verpflichtend angeboten werden müssen. Mit dem Koalitionsvertrag der Regierung von CDU, CSU und SPD aus dem Jahr 2005 bekräftigten die Parteien ihre Absicht, das Gesundheitssystem durch eine wettbewerbliche Ausrichtung effizienter zu gestalten.[71] Verpflichtende Managementvorgaben widersprechen allerdings dieser Ankündigung.[72] Wettbewerb zeichnet sich u.a. durch einen freien evolutorischen Prozess der Weiterentwicklung und Diffusion von Wissen zu einer bestmöglichen Lösung von Aufgaben

---

[68] Vgl. AOLG (2008), S. 21
[69] Vgl. Wasem et al. (2003), S. 4
[70] Zur detaillierteren Ausgestaltung vgl. Kapitel 4.2.
[71] Vgl. CDU et al. (2005), S. 102
[72] Vgl. Cassel et al. (2006), S. 43

aus.[73] Dieser freie Prozess wird durch die gesetzlichen Vorgaben eingeschränkt. Mit der Implementierung der „50 Prozent Quote an Hausärzten" wurde des Weiteren eine Grundvoraussetzung des Leistungswettbewerbs verletzt. Grundsätzlich entsteht durch diese Vorgabe ein Vertragsmonopol auf Seiten der Hausarztverbände, eine wettbewerbsfeindliche Konstellation.[74] Begründet wurde diese Vorgabe durch das BMG mit der Intention, Selektivverträge stärken zu wollen.[75] Die Monopolmacht der Vereinigungen der Hausärzte[76] führt dazu, dass diese Verbände mit Krankenkassen gegen deren Willen Verträge zur hausarztzentrierten Versorgung abschließen müssen. Einigen sich beide Vertragsparteien in den Vertragsverhandlungen nämlich nicht, kommt es zu einem Schiedsverfahren, welchem sich die Krankenkassen zu beugen haben. Unterstrichen wird die Bedeutung dieses Sachverhalts durch die Anzahl von ca. 1800 Schiedsverfahren bundesweit, die im Jahr 2009 eingeleitet wurden.[77]

Unterstrichen werden muss außerdem, dass die Wirksamkeit von Selektivverträgen maßgeblich von der ausreichenden Qualifikation der Leistungserbringer abhängig ist. Die Krankenkassen haben durch die gesetzlichen Vorgaben keine Möglichkeit, spezifische Anforderungen bei der Auswahl der Leistungsbringer zu stellen. Es ist somit sehr fraglich, in welchem Umfang das positive Potential des Gatekeepingmodells (vgl. Kapitel 3.2) realisiert werden kann.[78]

Das kollektivvertragliche Monopol der KVen wird durch ein Vertragsmonopol der Hausarztverbände auf Abschluss von Selektivverträgen mit der Intention der Weiterentwicklung der Versorgung ersetzt.[79] Interpretiert werden kann dieser Schritt als Versuch, die Funktion der Allgemeinmediziner in der Gesundheitsversorgung zu stärken. Diese war nämlich mit der Einführung der Krankenversicherungskarte zum 1. Januar 1995 (Vgl. § 291 Abs. 1 SGB V) geschwächt.[80] Durch die Implementierung der

---

[73] Vgl. Friedrich (2005), S.182
[74] Die §§ 19-21 des GWB kommen auf Grund des § 69 Abs. 2 Satz 2 SGB V explizit nicht zur Anwendung, wodurch die Monopolmacht der Hausarztverbände gesetzeskonform ist.
[75] Vgl. gid (2009)
[76] Vgl. gid (2009); nach Auskunft des BMG wird die Monopolmacht nur vorübergehend bis zur Etablierung der Selektivverträge etabliert.
[77] Vgl. Krasney (2009), S. 10
[78] Vgl. Wasem et al. (2003), S. 40 ff.
[79] Vgl. gid (2009)
[80] Bis zum 31.12.1994 erfolgte der Nachweis der Mitgliedschaft bei einer Krankenkasse über den Krankenschein der dem Hausarzt vorgelegt wurde. Eine fachärztliche Behandlung war nur auf der Grundlage einer Überweisung durch den Hausarzt möglich.

Krankenversicherungskarte wurde der Zugang zur Primärversorgung durch den Facharzt geöffnet, wodurch die Primärversorgung durch den Facharzt sehr stark anstieg. Durch die hausarztzentrierte Versorgung wird nun dieser Entwicklung entgegengetreten, wodurch das Kräfteverhältnis zwischen Fachärzten und Hausärzten wieder geändert werden soll.[81] Allerdings kommt es dabei zu einer Zweckentfremdung des Gatekeepingmodells, wodurch dessen eigentliche Ziele geschwächt werden. Eine der Grundideen von Selektivverträgen, z.B. die Auswahl einzelner geeigneter Leistungserbringer durch den Finanzierungsträger anhand spezifischer Qualifikationskriterien, wird durch die gesetzlichen Vorschriften für Verträge zwischen einzelnen Krankenkassen und einem Verband von Leistungserbringern konterkariert.

Neben der Ausgestaltung der Vertragsbeziehung zwischen den Beteiligten des Gatekeepingmodells wird die Dynamik der Selektivverträge maßgeblich durch die Vergütung der Leistungserbringer bestimmt.[82] Die grundsätzlichen Vergütungsformen der hausarztzentrierten Versorgung wurden in Kapitel 2.1 vorgestellt. Die meisten Verträge in Deutschland weisen eine Kombination von Pauschalen und Zuschlägen auf. Dabei werden z.B. teilweise Zuschläge für Patientenkontakte außerhalb der Sprechstunde den Ärzten vergütet. Diese widersprechen der grundsätzlichen Idee der hausarztzentrierten Versorgung. Durch die Vergütung nach Pauschalen sollte das finanzielle Risiko nämlich vom Finanzierungsträger auf den Leistungserbringer übergehen bzw. zwischen beiden aufgeteilt werden.[83] Durch die Vergütung anhand solcher Zuschläge, wie sie teilweise praktiziert werden, wird der Anreiz zur Kostenreduktion und Vermeidung von Doppeluntersuchungen reduziert. Des Weiteren wird das Kosteneinsparpotential, das durch eine Entbürokratisierung mithilfe einer vereinfachten pauschalierten Vergütung entsteht, nicht genutzt. Die grundsätzlich positiven ökonomischen Anreize und Auswirkungen, die in Kapitel 3.2.7 belegt wurden, sind in Deutschland somit fraglich. Belegt wird diese Einschätzung durch Zahlen verschiedener Krankenkassen. Durch die derzeitige Ausgestaltung der hausarztzentrierten Versorgung erhöht sich der bundesweite hausärztliche Fallwert auf 85 EUR pro Quartal und Fall, was eine Steigerung um 25€ im Vergleich zur Regelversorgung darstellt.[84] Gleichzeitig konnten die Krankenkassen in ihren wissenschaftlichen Evaluationen keine Verbesserung der

---

[81] Vgl. Böcken (2008), S. 107
[82] Vgl. Krasney (2009), S. 15 und Schulteis (2007), S. 204 ff.
[83] Siehe Kapitel 2.1
[84] Durch den Hausarztvertrag der AOK Bayern wurde der Fallwert von 58 € auf 90 € erhöht. Dies verursacht jährliche Mehrkosten von ca. 340 Mio. € (Befreiung der Praxisgebühr mit eingerechnet) (vgl. Sewekow (2010).

Qualität, der Wirtschaftlichkeit und des Verordnungverhaltens verzeichnen.[85] Da die Morbidität der Versicherten in den Vergütungsmodellen der Gatekeepingprogramme in Deutschland meist nicht erfasst wird, entstehen Anreize zur Risikoselektion bei den Ärzten. Die kontaktunabhängigen Pauschalen setzen Anreize, junge und gesunde Versicherte in die Programme aufzunehmen, da diese Ziel-/Personengruppe sehr niedrige tatsächliche Kosten bei gleichzeitig konstanten Einnahmen, verursacht.[86] Des Weiteren wird die Wirtschaftlichkeitsprüfung nach § 106 SGB V als Steurungsinstrument außer Kraft gesetzt.

Für die Krankenkassen lassen sich aus den beschriebenen Punkten folgende Handlungsempfehlungen ableiten:

- Die Vergütung der Programme sollte sich stark an Qualitätsindikatoren in der Versorgung orientieren, um eine Qualitätssteigerung zu erreichen. Des Weiteren muss die Morbidität der Versicherten in einem ausreichenden Maß berücksichtigt werden, um Risikoselektionsanreize zu minimieren. Eine risikoadjustierte Vergütung sollte dabei mit einer Stärkung der Budgetverantwortung durch den Primärarzt einhergehen, um Kosteneinsparpotentiale zu nutzen.[87]
- Teure (bundesweite) Vollversorgungsverträge mit Hausarztverbänden sollten nicht abgeschlossen werden. Stattdessen sollten günstigere Schiedsgerichtsabschlüsse angestrebt werden. Gegen überteuerte Schiedsgerichtsentscheidungen sollte der juristische Weg beschritten werden.
- Als Alternative zu den derzeitigen Hausarztverträgen sollten Add-On Verträge mit den KVen forciert werden. Diese stellen eine weniger kostenintensivere Lösung im Gegensatz zu den Hausarztverträgen dar.
- Auf Grund der beschriebenen negativen Punkte in der Ausgestaltung der hausarztzentrierten Versorgung in Deutschland, sollte den Versicherten die Praxisgebühr nicht erlassen werden, um den Zulauf der Versicherten zum Gatekeepingprogramme nicht zu fördern.
- Es muss außerdem das oberste Ziel der Krankenkassen sein, die gesetzlichen Vorschriften weiterzuentwickeln, um das volle Potential des Gatekeepingmodells ausschöpfen zu können.

---

[85] Vgl. Sewekow (2010)
[86] Vgl. Laschet (2010), S. 2
[87] Vgl. Böcken (2008), S. 7

5. Ausblick

Wie das Kapitel 3 aufzeigt, kann nach dem Vergleich aller Ergebnisparameter ein positiver Effekt durch die hausarztzentrierten Versorgung gegenüber einer Versorgung mit freiem Zugang zu ambulanten fachärztlichen Behandlungen festgestellt werden. Allerdings kann dieser Effekt auf Grund der Fehlanreize im System der deutschen hausarztzentrierten Versorgung nicht realisiert werden. Es müssen daher die im Kapitel 4.3 aufgezeigten Schwachstellen angegangen werden, um das volle Potential des Gatekeepingmodells in der Primärversorgung erschließen zu können. Die in der Einleitung aufgezeigte demographische Entwicklung lässt dieser Forderung eine noch größere Bedeutung zukommen. Bis zum Jahr 2020 werden die Prävalenzraten für chronische Krankheiten, wie z.B. Diabetes mellitus[88], aufgrund des demographischen Wandels mit einer Veränderung des Morbiditätsspektrums um 16 bis 40 Prozent steigen.[89] Da chronisch kranke Menschen vor allem durch Hausärzte behandelt werden, kommt der Weiterentwicklung von Primärversorgungsformen hinsichtlich einer Verbesserung der Versorgungsqualität und unter Kostengesichtspunkten eine entscheidende Aufgabe zu.

---

[88] Vgl. Thefeld (1999), S. 85 ff.
[89] Vgl. AOLG (2008), S. 8

Literaturverzeichnis:

[Amelung (2007)] Amelung, VE: Managed Care. Neue Wege im Gesundheitsmanagement, unter Mitarbeit von Domdey A, Janus K, Kraut C und Wagner C., 4. Aufl., GWV Fachverlage GmbH, Wiesbaden, 2007.

[AOLG (2008)] AOLG (2008): Bericht der Arbeitsgemeinschaft der Obersten Landesgesundheitsbehörden zur Sicherstellung der hausärztlichen Versorgung in Deutschland. Die Primärversorgung in Deutschland im Jahr 2020, Hannover, 2008.

[Baumann, Stock (1996)] Baumann M, Stock, J: Managed Care – Impulse für die GKV? Endbericht der Prognos AG Basel/Köln im Auftrag der Hans-Böckler-Stiftung, Folge 109, Düsseldorf, 1996.

[BMG (2006)] Bundesministerium für Gesundheit: So funktioniert das Hausarztmodell, Presse- und Informationsamt der Bundesregierung, Nr. 44, Berlin, 2006.

[Carande-Kulis et al. (2000)] Carande-Kulis VG, Maciosek MV, Briss PA: Methods for systematic reviews of economic evaluations for the Guide to Community Preventive Services, in: American Journal of Preventive Medicine 2000, S. 75-91.

[Cassel et al. (2006)] Cassel D, Ebsen I, Greß S, Jacobs K, Schulze S, Wasem J: Vertragswettbewerb. Zu kurz gesprungen, in: Gesundheit und Gesellschaft, Jg. 9, Heft 10/2006, S. 42-25.

[CDU et al. (2005)] CDU, CSU und SPD: Koalitionsvertrag. Gemeinsam für Deutschland – mit Mut und Menschlichkeit, Berlin, 2005.

[EPOC (2010)] EPOC resources for review authors, Ottawa, 2010.

[Deutscher Bundestag (2008)] Deutscher Bundestag: Rund 5,9 Millionen Patienten lassen sich vom Hausarzt lotsen, Pressemitteilung vom 29.01.2008, Berlin, 2008.

[Erlinghagen, Pihl (2004)] Erlinghagen M; Pihl C: Der Hausarzt als Lotse im System der ambulanten Gesundheitsversorgung? Empirische Analysen zum Einfluss der individuellen Hausarztbindung auf die Zahl der Arztbesuche, Ruhr-Universität Bochum, Bochum, 2004.

[Etter et al. (1998)] Etter JF, Perneger TV: Health care expenditures after introduction of a gatekeeper and a global budget in a Swiss health insurance plan, Journal of Epidemiology of Community Health, 1998, 52(6), S. 370-376.

[Forrest et al. (1999] Forrest CB, Glade GB, Starfield B, Baker AE, Kang M, Reid RJ: Gatekeeping and referral of children and adolescents to specialty care, in: Pediatrics 1999, Nr. 104, S.28-34.

[Friedrich (2005)] Friedrich DN: Solidarität und Wettbewerb in der Krankenversicherung. Ein Ansatz diskursiver Politikberatung zur Reform des Gesundheitswesens, BIB, Nomos-Verl.-Ges., Baden-Baden, 2005.

[fst (2008)] fst: AOK-Hausarztvertrag startet am 1. Juli - Experten stehen Ihnen Rede und Antwort, in Ärztezeitung, 2008, 171, S. 4-5.

[Gerlach et al. (2009)] Gerlach FM, Glaeske G, Haubitz M, Kuhlmey A, Rosenbrock R, Schrappe M, Wille E: Gutachten 2009 des Sachverständigenrates zur Begutachtung der Entwicklung im Gesundheitswesen. Koordination und Integration – Gesundheitsversorgung in einer Gesellschaft des längeren Lebens, BT Drucksache 16/13770, Bonn, 2008.

[gid (2009)] Gesundheitspolitischer Informationsdienst, Ausgabe 10, 14. Jg., vom 23. März 2009.

[Haller et al. (2009)] Haller S. Garrido MV, Busse R: Hausarztorientierte Versorgung. Charakteristika und Beitrag zur Gesundheit der Bevölkerung. Ein Evidenz-Report, TU Berlin, Berlin, 2009.

[Hamm et al. (1984)] Hamm W, Jessen J, Nord D, Pehlke H: Aspekte zur GKV-Strukturreform, G. Fischer Verlag, Stuttgart, 1984.

[Mühlbacher, Krauth (2009)] Mühlbacher A, Krauth C: Gabler Wirtschaftslexikon. Stichwort: hausarztzentrierte Versorgung, Gatekeeping, Gabler Verlag, Wiesbaden, 2009.

[Kistowski (2004)] Kistowski K: Demografischer Wandel in Deutschland – ein Überblick, Rostocker Zentrums zur Erforschung des Demografischen Wandels, Rostock, 2004.

[Krasney (2009)] Krasney M: § 73 b SGB V - Chancen und Risiken aus der Sicht des GKV-Spitzenverbandes, GKV Spitzenverband, Bremen, 2009.

[Kreis (2006)] Kreis J: Wirksamkeitsnachweis in der Prävention. Lässt sich die Methodik der Cochrane Collaboration auf arbeitsweltbezogene Gesundheitsförderung- und Präventionsmaßnahmen anwenden?. IGA Report, 11, Essen, 2006.

[Lakhani et al. (2007)] Lakhani M, Baker M, Field S: The future direction of General Practice – a roadmap, The Royal College of General Practitioners, London. 2007.

[Laschet (2010)] Laschet H: Rösler: Meine Kinder nur zum Pädiater! in: Ärztezeitung 2010, 259, S. 2.

[Linden et al. (2003)] Linden M, Gothe H, Ormel J: Pathways to care and psychological problems of general practice patients in a "gate keeper" and an "open access" health care system: a comparison of Germany and the Netherlands, in: Social Psychiatry and Psychiatric Epidemiology 2003, 38(12), S. 690-697.

[Martin et al. (1989)] Martin DP, Diehr P, Price KF, Richardson WC: Effect of a gatekeeper plan on health services use and charges: a randomized trial, American Journal of Public Health 1989, 79(12), S. 1628-1632.

[Niehaus (2006)] Niehaus F: Auswirkungen des Alters auf die Gesundheitsausgaben, Wissenschaftliches Institut der PKV, Köln, 2006.

[Nöthen, Böhm (2009)] Nöthen M, Böhm K: Gesundheitsberichterstattung des Bundes. Krankheitskosten, Heft 48, Robert Koch-Institut, Berlin, 2009.

[Olivarius et al. (1994)] Olivarius ND, Jensen FI, Gannik D, Pedersen PA: Self-referral and self-payment in Danish primary care, Health Policy 1994, 28(1), S. 15-22.

[Paone (1995)] Paone GH: Enrollment in the health alliance plan HMO is not an independent risk factor for coronary artery bypass graft surgery, in: Circulation 1995, Nr. 92. 1995.

[Perneger et al (1996)] Perneger TV, Etter JF, Rougemont A: Switching Swiss enrollees from indemnity health insurance to managed care: the effect on health status and satisfaction with care, American Journal of Public Health, 1996, 86, S. 388–393.

[Phillips, Goodman (2004)] Phillips CV, Goodman KJ: The missed lessons of Sir Austin Bradford Hill, Epidemiologic Perspectives & Innovations, 2004, 1-3. London.

[Rask et al. (1999)] Rask KJ, Deaton C, Culler SD, Kohler SA, Morris DC, Alexander WA: The effect of primary care gatekeepers on the management of patients with chest pain, American Journal of Managed Care 1999; 5(10), S. 1274-1282.

[Reid et al. (2002)] Reid R, Haggerty J, McKendry R. Defusing the confusion: concepts and measures of continuity of healthcare, Ottawa: Canadian Health Services Research Foundation, 2002.

[Reiter (2010)] Reiter A: Selektive Hausarztverträge: Mutiert die KV zur Bad Bank?, in: KVNO aktuell, Heft 5/2010, S. 6–7.

[Schiller (2008)] Schiller H: Kollektiv- versus Selektivvertrag. Zwei Vertragssysteme im Überblick, in: Bayerischen Ärzteblatt, Heft 4/2008, S. 22–23.

[Schillinger et al. (2000)] Schillinger D, Bibbins-Domingo K, Vranizan K, Bacchetti P, Luce, JM, Bindman AB: Effects of primary care coordination on public hospital patients, in: Journal of Internal Medicine, 2000 15(5), S. 329-336.

[Schulteis (2007)] Schulteis T: Hausarztzentrierte Versorgung. Ein Beitrag zum Spannungsverhältnis zwischen optimierter medizinischer Versorgung und Wirtschaftlichkeit am Beispiel der hausarztzentrierten Versorgung, 1. Aufl., Nomos-Verl.-Ges., Baden-Baden, 2007.

[Schwartz et al. (2002)] Schwartz FW, Wismar M, Amelung VE: Planung und Management, in: Das Public Health Buch, 2. Auflage, Urban & Fischer, München, 2002.

[Schwenkglenks et al. (2006)] Schwenkglenks M, Preiswerk G, Lehner R, Weber F, Szucs TD: Economic efficiency of atekeeping compared with fee for service plans: a Swiss example, Journal of Epidemiology og Community Health, 2006; 60(1), S. 24-30.

[Sewekow (2010)] Sewekow C: Hausarztzentrierte Versorgung - Tagung der Leiter der Vertragsgebiete, Vortrag am 16.09.2010, Hamburg.

[Smetana et al. (2007)] Smetana GW, Landon BE, Bindman AB, et al. A comparison of outcomes resulting from generalist vs specialist care for a single discrete medical condition: a systematic review and methodologic critique, Archives of Internal Medicine, 2007, 167, S. 10-20.

[SPD, Bündnis 90 die Grünen (2002)] SPD, Bündnis 90 die Grünen: Koalitionsvertrag 2002 – 2006. Erneuerung – Gerechtigkeit – Nachhaltigkeit, Berlin.2002.

[Starfield, Shi (2004)] Starfield B, Shi L: The medical home, access to care, and insurance: a review of evidence, in: Pediatrics 2004, Nr. 113, S. 1493-1498.

[**Starfield et al. (2005)**] Starfield B, Shi L, Macinko J: Contribution of primary care to health systems and health. Milbank Q, 2005/ 83, S. 457-502.

[**Statistisches Bundesamt (2006)**] Statistisches Bundesamt: Bevölkerung Deutschlands bis 2050, 11. koordinierte Bevölkerungsvorausberechnung, Wiesbaden, 2006.

[**Swetter at al. (2007)**] Swetter SM, Soon S, Harrington CR, Chen SC: Effect of health care delivery models on melanoma thickness and stage in a university-based referral center: an observational pilot study, in: Archives of Dermatology, 143(1), S. 30-36.

[**Thefeld (1999)**] Thefeld W: Prävalenz des Diabetes mellitus in der erwachsenen Bevölkerung Deutschlands, in: Gesundheitswesen 61/1999, Sonderheft 2, Georg Thieme Verlag, Stuttgart - New York, S. 85–89.

[**Ulrich (2000)**] Ulrich V: Medizinisch-technischer Fortschritt, demographische Alterung und Wachstum der Gesundheitsausgaben: was sind die treibenden Faktoren? in: Gesundheitsökonomie und Qualitätsmanagement, 5, 2000, S. 163-172.

[**Ulrich (2003)**] Ulrich V: Demographische Effekte auf Ausgaben und Beitragssatz der GKV, Diskussionspapier 09-03, Bayreuth, 2003

[**Wahl (2008)**] Wahl H: Hausarztverträge: Ein trojanisches Feld? in: Der Diabetologe, Heft Nr. 6, S. 470-472.

[**Wasem et al. (2003)**] Wasem J, Greß S, Hessel F: Hausarztmodelle in der GKV – Effekte und Perspektiven vor dem Hintergrund nationaler und internationaler Erfahrungen. (Nr. 130). Universität Duisburg-Essen, Essen, 2003.

[**Wonca (2002)**] WONCA Europe. The European Definition of General Practice/Family Medicine, WONCA Europe 2002.

[**Zentner et al. (2008)**] Zentner A, Velasco Garrido M, Busse R: Effekte des Gatekeepings durch Hausärzte, Systematischer Review, TU Berlin, Berlin, 2008.